LA GOUTTE

ET

LES EAUX SULFURÉES

APPLICATION DE LA MÉTHODE ANALYTIQUE

A

L'ÉTUDE DES EAUX MINÉRALES

PAR

Le Dr Max. DURAND-FARDEL,

Membre de l'Académie de Médecine, médecin-inspecteur à Vichy.

PARIS,

Octave DOIN, Éditeur,

8, Place de l'Odéon, 8.

1888

LA GOUTTE

ET

LES EAUX SULFURÉES

LA GOUTTE

ET

LES EAUX SULFURÉES

APPLICATION DE LA MÉTHODE ANALYTIQUE

A

L'ÉTUDE DES EAUX MINÉRALES

PAR

Le Dᵣ Max. DURAND-FARDEL,

Membre de l'Académie de Médecine, médecin-inspecteur à Vichy.

PARIS,

Octave DOIN, Éditeur,

8, Place de l'Odéon, 8.

1888

LA GOUTTE

ET

LES EAUX SULFURÉES

La question de l'opportunité ou de l'inopportunité de l'intervention des eaux sulfurées dans le traitement de la goutte a occupé la séance du 6 février dernier de la Société d'Hydrologie médicale de Paris.

Il n'y a pas eu, à proprement parler, de désaccord sur le fond des choses, et l'inopportunité des eaux sulfurées dans le traitement de la goutte n'a pas trouvé précisément de contradicteur : cependant l'ensemble de la discussion m'a semblé témoigner de quelque indécision sur ce sujet et d'un manque de méthode dans l'appréciation des faits.

Il m'a paru utile, surtout pour les médecins qui ne sont pas familiers avec la pratique des eaux minérales, de reprendre la question à ce dernier point de vue, et, en la traitant plus à fond, j'étais assuré d'avoir à toucher à des points de la médication thermale intéressants pour tout le monde.

Il importe que les termes de cette étude soient exactement précisés. Il s'agit ici exclusivement de la goutte aiguë, articulaire, dite régulière, c'est-à-dire d'individus sujets à des attaques de goutte, plus ou moins rapprochées et plus ou moins intenses, type qu'il convient de ramener à ses conditions les plus simples, sans qu'il soit nécessaire, se plaçant à un point de vue clinique, d'entrer dans le vif des théories de la goutte, ou de l'arthritis, ou de l'uricémie : et, bien que les considérations qui vont suivre doivent s'appliquer également, d'une manière générale et à peu près identique, à la goutte articulaire chronique, et aussi, d'un autre côté, à toutes les déterminations quelconques qu'il puisse paraître légitime de rattacher à la goutte, je tiens, pour la clarté des expositions et la netteté des déductions pratiques, à m'en tenir absolument au thème que je viens d'indiquer.

Il s'agit encore des eaux sulfurées. Celles-ci (du moins les sulfurées sodiques dont il est spécialement question dans ce travail) semblent d'abord échapper à toute détermination précise, en raison des éléments en apparence inextricables dont elles se composent. On sait les variétés infinies des formes qu'elles affectent dans les différentes stations, comme dans les différentes sources d'une même station, comme dans chaque source elle-même, suivant le moment ou le point où on la saisit. On sait toutes les transformations successives, transitoires ou définitives, du principe sulfuré qui est leur marque tangible, tantôt se perdant en hydrogène sulfuré, tantôt se concentrant en polysulfures, tantôt se précipitant en nature, tantôt s'altérant en sulfites, le tout souvent presque insaisissable dans sa durée, véritable protéisme dont l'Hydrologie ne présente ailleurs aucun exemple semblable.

On sait encore comment la soude, plus persistante de son côté, après avoir abandonné du sodium aux polysulfures, alternativement silicatée, carbonatée, hyposulfitée et sulfitée, finit, comme se désintéressant en quelque sorte du principe sulfuré, à l'état de sulfate, par une dernière métamorphose, qui n'est pas, du reste, toujours atteinte.

Cependant, comme il faut bien se fixer sur quelque chose, je prendrai pour type de mon exposition le groupe de Luchon, Ax et Cauterets, qu'on peut considérer comme la représentation la plus complète de la médication sulfurée, — bien qu'encore nous n'y rencontrions ni les énergiques polysulfurations de Barèges, ni la source vieille des Eaux-Bonnes, ni les remarquables atténuations de Saint-Sauveur, ni les altérations sulfitées des Pyrénées-Orientales, dont on remarque seulement quelques indications à Cauterets.

Quels sont donc les caractères les plus saillants de cette trilogie constituée par Luchon, Ax et Cauterets ?

Ce sont des actions excitantes et ce sont des actions périphériques. Je ne vais pas encore en ce moment au fond des choses : j'indique ce qui frappe au premier abord.

Le mode d'excitation qui leur appartient ne se retrouve dans aucune autre sorte d'eau minérale. Indépendante du mode d'administration, elle est mise en jeu par les moindres doses introduites. Les manifestations des diathèses ou de n'importe quelle affection latente sont réveillées par elles. Et il en résulte, dans la pratique, ce principe incontesté : que les indications des sulfurées s'adressent aux organismes torpides ou abaissés, scrofuleux, lymphatiques, exténués de toutes sortes par les circonstances hygiéniques comme par les traumatismes, et repoussent les organismes à nervosité ou à circulation irritable.

De leur sphère d'action périphérique dépendent leurs appropriations toutes spéciales aux affections de surfaces, surfaces tégumentaires, surfaces muqueuses confinant à la périphérie, respiratoires et génitales.

Ces jalons posés dans la détermination du caractère et du champ des actions des sulfurées, il faut rechercher quelle part peut leur être attribuée dans la médication *altérante* et dans la médication *reconstituante*, lesquelles sont les deux expressions capitales de la médication thermale.

Comme notre langue médicale est encore très imparfaitement formée, il me semble qu'il convient, dans les questions générales où l'on s'aventure, de définir, c'est-à-dire de préciser, le sens des mots et des idées qu'on exprime.

L'idée qui s'attache au mot *altérant* doit être celle d'un modificateur intime et général de l'économie, s'adressant (en matière de maladies chroniques) aux états diathésiques.

Pour ce qui concerne l'idée d'états diathésiques, je me confinerai, un peu, je l'avoue, à l'encontre de mes propres idées, dans les diathèses classiques, lesquelles sont constituées essentiellement par des altérations de la nutrition, celles-ci considérées dans le sens général, sans qu'il soit indispensable d'en adopter l'expression, où M. Bouchard a pris les maladies par *ralentissement de la nutrition*.

Les eaux sulfurées sont très peu diathésiques. Je m'explique :

Si l'on admet que les diathèses (je prends les diathèses classiques, scrofule, par exemple, arthritis ou uricémie), sont l'expression dernière, c'est-à-dire la plus saisissable, d'une altération, ralentissement ou perversion de la nutrition, il faut admettre en même temps qu'elles ne peuvent être atteintes que par des agents effectifs, introduits dans le milieu des actes nutritifs et des échanges organiques.

Or il est conforme à l'observation clinique, comme à une induction logique, que les eaux fortement minéralisées possèdent seules des propriétés formellement diathésiques : et ces eaux ne se rencontrent que parmi les chlorurées et les bicarbonatées sodiques.

On peut en effet parcourir la liste des eaux minérales, et l'on reconnaîtra que les applications, j'entends les applications sincères et légitimes, aux états diathésiques appartiennent exclusivement aux eaux chlorurées et aux bicarbonatées sodiques nettement minéralisées.

Ce n'est en effet ni aux indéterminées, ni aux bicarbonatées calciques, ni aux sulfatées, ni aux minéralisations inférieures qui se rencontrent dans toutes les classes, que vous vous adresserez pour exercer ce que l'on peut appeler les grandes actions des eaux minérales. Elles ont des spécialisations autres et intéressantes. Et je n'entends pas dire qu'elles se trouvent pour cela contre-indiquées dans ces états diathésiques; elles y interviennent souvent au contraire d'une façon non seulement salutaire, mais même nécessaire. Mais c'est sur les manifestations des diathèses, ou leurs accidents, qu'elles agiront, et point sur le fond de l'affection elle-même.

Que trouvons-nous dans les eaux sulfurées sodiques? Des minéralisations de 20 à 25 centigrammes (0,25), se partageant entre quinze ou vingt principes et sels divers, appartenant en général aux éléments banaux de la généralité des eaux minérales. Qu'est-ce qui reste à saisir par notre esprit? Le soufre et la soude. Il faut ajouter, il est vrai, que les qualités thérapeutiques dont ces eaux témoignent, elles les doivent sans doute au groupement de tous ces corps, outre ceux qui y peuvent exister sans y avoir encore été reconnus, et aux conditions indéterminées, mais nécessaires à supposer, que toute eau minérale rapporte de son élaboration souterraine. Mais il faut reconnaître aussi que nous ne rencontrons là aucune circonstance de composition qui nous permette d'y saisir les éléments d'actions à proprement parler diathésiques.

Il est pourtant une diathèse qui appartient aux spécialisations de la médication sulfureuse, celle que Bazin avait réservée à la médication arsenicale, l'herpétis. Mais l'herpétis représente précisément un état dont les caractères instables et indécis se trouvent bien en rapport avec les caractères instables et indécis de ces eaux. Il en est de l'herpétis comme il en est d'Homère. Ses œuvres sont réelles, et on ne sait s'il a réellement existé. Sont-elles la représentation d'une production individuelle ou l'assemblage de productions diverses? Je n'insiste pas, parce qu'il n'y a pas lieu d'introduire dans cette étude la question de l'herpétis qui y demeure complètement étrangère.

Mais si les eaux sulfurées sont faiblement diathésiques, elles sont remarquablement reconstituantes, et c'est là un de leurs plus précieux caractères. Nous n'avons pas à rechercher quelle part en appartient ou au soufre ou à la soude. Il faut cependant remarquer que ces actions reconstituantes se retrouvent, à un moindre degré, il est vrai, dans les sulfurées calciques ou sulfhydriquées, où la soude a fait place à la chaux tandis qu'y persiste le principe sulfuré. Mais elles sont ainsi, et leurs qualités excitantes, quelle qu'en puisse être la définition, en est l'expression la plus saisissable.

C'est à cette qualité excitante, alors qu'elle s'adresse aux éléments morbides, que l'on peut rapporter leurs actions résolutives, revêtant alors les caractères d'une action substitutive ; et c'est à cette même qualité excitante, agissant sur les parties saines du système, que l'on peut rapporter leur action reconstituante, laquelle est peut-être plutôt dynamique que médicamenteuse. Je ne chercherai pas à en poursuivre l'analyse. J'ajouterai seulement que c'est certainement par un mode spécial qu'elles agissent ainsi, et que leur action reconstituante est autre que celle exercée par les bicarbonatées sodiques et par les chlorurées.

Il résulte de cette analyse des actions propres aux sulfurées que ces eaux minérales ne possèdent aucun élément approprié à la goutte, et la proposition suivante me paraît en être l'exacte expression.

Les eaux sulfurées ne sont jamais indiquées dans le traitement de la goutte.

L'intervention des eaux sulfurées dans la goutte est-elle inoffensive et peut-elle se trouver justifiée dans certaines circonstances ?

Je n'hésite pas à répondre par la négative.

La goutte, il ne s'agit toujours ici que de la goutte dite aiguë, régulière, articulaire, en un mot la goutte en puissance, constitue un état éminemment irritable. On doit en considérer les manifestations comme toujours prêtes à apparaître à la moindre incitation. Plus l'occasion incitante sera perturbatrice, plus il y aura à redouter que ces manifestations soient irrégulières, c'est-à-dire autres que les manifestations dont l'innocuité se trouve pour ainsi dire garantie par le génie propre de la maladie. Ce serait précisément le cas d'une incitation inopportune telle que pourrait en déterminer une action semblable à celle des traitements sulfureux.

La proposition suivante me paraît donc légitime :

Les eaux sulfurées sont formellement contre-indiquées chez les goutteux.

Cette contre-indication est-elle assez absolue pour interdire tout emploi des eaux sulfurées chez les goutteux? (Il s'agit du traitement thermal et non de l'emploi médicamenteux des eaux sulfurées transportées).

M. Leudet a cité plusieurs cas où il a employé avec avantage, mais avec de très grandes précautions, l'Eau-Bonne, sur place, chez des individus en puissance de goutte, dont l'appareil respiratoire semblait indiquer un traitement sulfureux. C'est en effet des bronchites catarrhales et emphysémateuses, familières aux goutteux, qu'il est question.

Ce n'est pas sur quelques exemples de ce genre qu'on doit appuyer son jugement. Il n'est pas dit qu'aucun goutteux ne puisse aborder une eau sulfureuse sans en être puni : ce dont il s'agit, c'est de risques à courir.

Les exemples de M. Leudet ne me paraissent pas contredire la proscription systématique du *traitement thermal sulfureux* dans la goutte.

Dans tous les cas, de semblables épreuves ne seraient à considérer que s'il n'existait aucun autre moyen de remplir de telles indications. C'est au Mont-Dore, et peut-être à Royat, que reviennent de semblables traitements : et si l'on se trouve parfois obligé de traiter aux Pyrénées des malades qu'on n'y eût pas appelés, je considère comme une faute de les y envoyer, alors que le Mont-Dore existe : le Mont-Dore dont on ne peut mieux définir les appropriations aux affections des voies respiratoires qu'en disant que ces eaux sont indiquées dans tous les cas où les eaux sulfurées ne conviennent pas.

C'est ce qu'exprime la proposition suivante :

Dans les cas où l'état des voies respiratoires chez un goutteux réclame un traitement thermal, c'est au Mont-Dore et non aux eaux sulfurées qu'il faut recourir.

Il est des gouttes chroniques, torpides et plus ou moins cachectiques, où l'action énergiquement reconstituante des sulfurées, de certaines d'entre elles en particulier, pourrait trouver des applications utiles. Mais je crois pouvoir affirmer que ce sont les chlorurées sodiques thermales qui se trouvent alors indiquées avant tout. On connaît la notoriété de Wiesbaden sur ce sujet : je la crois très légitime. Seulement je ne doute pas que les eaux françaises de Bourbonne, et surtout peut-être de Balaruc, dont la constitution et la thermalité présentent les plus grandes ressemblances avec celles de Wiesbaden, n'égalent ces dernières dans les applications de ce genre.

Je me place au point de vue, non pas de tout le parti qu'on pourrait tirer des eaux sulfurées, mais de la meilleure conduite à suivre dans un cas donné. Et je n'hésite pas à dire que, dans ces gouttes chroniques, torpides et cachectiques, ce sont les chlorurées sodiques thermales qui sont indiquées, et non les sulfurées.

Je pourrais m'arrêter ici, l'objet essentiel de cette étude étant de faire ressortir les raisons qui établissent une barrière absolue entre la médication sulfureuse et le traitement de la goutte. Mais je crois devoir m'occuper encore d'un traitement réputé sulfureux, dont les termes ont été exposés devant la Société d'Hydrologie médicale de Paris par un médecin distingué, le Dr Blanc, d'Aix en Savoie.

La station d'Aix a pris pied récemment dans le traitement de la goutte articulaire ; jusqu'alors, et sur l'autorité de la génération médicale qui a précédé la présente génération, ces eaux passaient pour tout à fait contre-indiquées dans le traitement de la goutte.

Les eaux d'Aix, très faiblement minéralisées (0^{gr},24), dont la sulfuration est très légère et très fugace, et la composition connue dépourvue de toute caractéristique, assez riches en gaz carbonique et d'une température élevée (45° et 46°), possédaient des appropriations universellement reconnues au traitement du rhumatisme, grâce à l'emploi habile et judicieux de leur thermalité et des engins balnéothérapiques dont la station est pourvue. Elle prétend aujourd'hui rappeler les goutteux écartés par les précédents observateurs, et ceux-ci, paraît-il, obéissent docilement et en foule à ces attractions nouvelles.

En quoi donc consiste le traitement de la goutte à Aix? Ecoutons le Dr Blanc.

Point de balnéation, mode qui généralement réussit mal aux goutteux. Point de traitement interne, les eaux d'Aix n'y fournissant aucun élément effectif, et les sulfurées de Marlioz et de Challes, combinées volontiers à ces eaux d'Aix, n'ayant pas encore trouvé d'adaptation aux cas de ce genre. Ce traitement consiste en un système de douches à faible pression, à thermalité tempérée, de durée limitée, accompagnées d'un massage méthodique. C'est là tout.

Il paraît que ce traitement est inoffensif. (M. Blanc fait remarquer que toute sulfuration en a disparu.) Je le crois, puisque c'est affirmé. Qu'il soit salutaire, dans une certaine mesure, je n'en doute pas davantage, car de semblables actions exercées sur toute la surface tégumentaire ne peuvent avoir que des reflets bienfaisants sur les conditions physiologiques.

Mais quoi? Voici d'un côté une maladie des plus profondes et des plus intimement liées aux actes les plus complexes de la nutrition, — une maladie qui, sauf des cas tout exceptionnels, a ses racines dans l'hérédité la plus opiniâtre ou dans les défauts hygiéniques les plus enracinés, — une maladie du traitement de laquelle des suites de générations ont désespéré pour le laisser livré à des médications perturbatrices et dangereuses, d'ailleurs toutes symptomatiques, — que la médecine de guerre lasse, ne trouvant que dans l'hygiène des ressources plus souvent repoussées qu'acceptées, a à peu près abandonnée à l'empirisme; — et voilà, d'un autre côté, voilà une médication toute superficielle, basée uniquement sur la mise en jeu de l'activité physiologique de la peau, en un mot une pratique banale, à la portée de tout établissement hydrothérapique qui voudra se donner la peine de l'imiter.

Est-ce donc là ce qui pourrait passer pour un traitement effectif de la goutte? S'il en était ainsi, ce serait une des plus merveilleuses acquisitions de la thérapeutique moderne, si avide de nouveautés.

Mais je crains que les médecins d'Aix ne se fassent illusion sur ce sujet, ceux au moins qui partageraient l'optimisme de M. Blanc. Rien dans ce traitement ne saurait toucher aux conditions pathogéniques de la goutte, et les malades qui s'y soumettent se font illusion de leur côté s'ils croient traiter leur goutte à Aix.

Je me trouve entraîné, bien que m'éloignant encore du sujet initial de cette étude, à dire quelques mots d'un autre traitement thermal attribué à la goutte, le traitement de Contrexéville : je n'aurai du reste à entrer à son sujet que dans des considérations à peu près parallèles aux précédentes. On traite donc la goutte à Contrexéville, et la goutte aux périodes où je l'ai suivie dans ce travail.

Il s'agit cependant ici de conditions d'application tout opposées à celles qui sont usitées à Aix : eau minérale froide, traitement interne. Les eaux de Contrexéville ont de leur côté une minéralisation effective, sans être élevée : 2^{gr}, 38, pour moitié en sulfate de chaux (1^{gr}, 16) ; le reste se partageant entre des principes sans caractère déterminé ; manque presqu'absolu de soude ; un peu de bicarbonate de chaux et de l'acide carbonique libre.

On connaît les spécialisations très légitimes et très précieuses de Contrexéville dans les affections catarrhales des voies urinaires. Cette médication est actuellement préconisée contre la goutte.

Quels éléments pouvons-nous y saisir qui légitiment cette dernière indication? hors le sulfate de chaux, on ne peut s'en prendre à rien. Cependant on n'est plus ici, comme à Aix, voué exclusivement à une médication externe ; et il serait possible après tout que l'eau de Contrexéville renfermât des éléments qui nous aient échappé. Quoi qu'il en soit, ce n'est pas seulement le caractère négatif en apparence de sa minéralisation, je veux dire négatif au point de vue d'une action diathésique sur la goutte, qui me fait douter de la réalité de cette action : c'est encore le mode du traitement usité.

Les eaux de Contrexéville se prennent à des doses considérables et immédiatement réitérées, de manière à produire des évacuations abondantes, urinaires et alvines. La génération médicale précédente qui, comme celle d'Aix, ne songeait pas à attirer les goutteux, comparait l'action de ces eaux à un lessivage, à un rinçage, à l'action d'un irrigateur.

C'était trop les amoindrir ; il n'y avait là qu'une part de vérité. Il y a une ancienne expression, peu usitée de nos jours, mais qui me paraîtrait mieux appropriée, c'est celle de *dépurative*.

Or, une eau minérale qui s'administre à doses massives, et dont l'action est inséparable de spoliations continues, ne saurait prétendre à exercer des actions diathésiques.

Cependant nous nous trouvons ici en présence d'une médication plus effective que celle d'Aix, et je ne veux pas dire que cette médication soit indifférente aux goutteux. Mais les résultats satisfaisants que croient obtenir les médecins de Contrexéville, et que je n'entends nullement contester, je voudrais en définir le caractère aussi exactement que possible. Ce caractère, c'est sans doute l'action qu'elles exercent sur le rein, ou mieux sur le filtre rénal, si souvent embarrassé chez les goutteux et dont la liberté et la suractivité, essentielles pour eux, serait sollicitée ici par une action tout autre que celle des médicaments diurétiques.

Telle me paraît être la part légitime à faire à Contrexéville dans le traitement de la goutte. Mais pour être en droit d'attribuer aux eaux de Contrexéville, ou aux eaux d'Aix, des actions pathogéniques sur la goutte, il faudrait supposer qu'il suffit, pour enrayer celle-ci, de nettoyer la peau, ou les reins, ce que je me refuse à admettre.

Si cette étude n'avait dû avoir un caractère exclusivement critique ou pour mieux dire analytique, au sujet des rapports de certaines médications avec le traitement de la goutte, j'aurais pu mettre en regard de celles-ci la médication bi-carbonatée sodique. Celle-ci ne possède ni les actions d'Aix sur la peau, ni celles de Contrexéville sur les reins (au moins sous une forme identique), mais elle exerce sur les conditions pathogéniques de la goutte une action tout autre, et essentiellement diathésique dans son caractère et sa direction. Mais j'aurais eu à entrer dans des développements tout à fait étrangers à mon sujet. J'ai dû me borner à mettre au point, ou, pour m'exprimer avec plus de réserve, au point que je conçois, des médications dont le caractère et la portée ne me paraissent pas avoir encore été suffisamment définis.

Pour arriver à définir les actions absolues d'une eau minérale et ses actions relatives, ou en d'autres termes celles qui lui sont propres et celles qui lui sont communes avec d'autres eaux minérales, il faut une méthode. Celle qui me paraît la plus logique, et dont j'ai fait usage dans l'exposition précédente, est celle que j'appellerai *méthode analytique;* elle est basée :

1° Sur la considération de la constitution des eaux minérales ;

2° Sur la comparaison des eaux minérales entr'elles.

Je prendrai successivement ces deux thèmes et dirai comment je les conçois.

1° *Considération de la constitution des eaux minérales.* — Personne ne peut être plus convaincu que je ne le suis de ceci : que les eaux minérales possèdent, à leur émergence à la surface du sol, des qualités particulières, indépendantes de leurs qualités chimiques saisissables, qui ont échappé jusqu'ici à l'analyse, et qu'elles perdent rapidement en s'écartant de leur lieu d'origine. Ces qualités, il semble, en forçant un peu le sens du mot, qu'on pourrait leur attribuer une sorte de caractère organique.

On peut entrer avant dans un tel ordre d'idées; on peut se tenir en dehors. Dans tous les cas, on ne peut en raisonner, vu qu'on ne peut le faire sur ce qui n'est point saisissable.

Mais on peut raisonner sur ce qui est saisissable, c'est-à-dire sur la constitution des eaux minérales telle que nous la connaissons. Or, que nous apprennent nos connaissances sur cette constitution?

Elles nous apprennent : que les eaux minérales présentent des groupes reconnaissables à des analogies de composition (*classification*);

Que les eaux à minéralisation caractérisée ont des appropriations différentes de celles dont la minéralisation l'est peu ou ne l'est point (*spécialisation*);

Que les spécialisations d'action des eaux fortement minéralisées s'affaiblissent suivant que s'amoindrit leur minéralisation;

Que les eaux à minéralisation caractérisée appartiennent spécialement à trois familles, sulfurées, chlorurées et bicarbonatées sodiques;

Que ces trois familles se partagent des attributions différentes, notamment :

Les sulfurées, les affections catarrhales des muqueuses et de la peau, et l'herpétis;

Les chlorurées, la scrofule et ses dépendances ;

Les bicarbonatées sodiques, les engorgements viscéraux et les dépendances de l'uricémie;

Qu'aux autres familles, sulfatées et indéterminées, appartiennent spécialement les maladies sans matière.

Si la considération des acides, qui est la base première des classifications usitées, paraît dominer ces spécialisations, celle des bases n'est pas moins significative, les appropriations dues aux bases calciques ou aux bases sodiques étant tout à fait différentes.

C'est ainsi que le bicarbonate de soude assignant aux eaux qui le caractérisent des actions multiples et profondes, le bicarbonate de chaux ne fournit guère que des applications à la dyspepsie, et encore à certaines formes de la dyspepsie. Le bicarbonate de chaux peut être considéré particulièrement comme un générateur de gaz carbonique.

C'est ainsi que les sulfatées sodiques ne fournissant à peu près que des médications laxatives, dont la plupart demeurent même étrangères à la médication thermale, les sulfatées calciques offrent des appropriations sans aucun rapport avec les précédentes, et dont, en particulier, le caractère sédatif leur assigne une place à part.

Si la différence des bases, quelque tranchée qu'elle soit dans les eaux sulfurées, ne comporte pas de semblables oppositions dans leurs effets, c'est que l'acide, au lieu de servir comme ailleurs en quelque sorte de support à d'autres principes, tend à s'isoler de ces derniers, et à dominer suivant des conditions absolument spéciales à ces eaux; ce qui explique pourquoi ces bases y jouent un rôle beaucoup moindre qu'ailleurs.

Il ne faudrait pas assigner à ces généralisations de caractères rigoureusement mathématiques : les choses de la thérapeutique ne s'y prêtent pas plus que celles de l'organisme. Mais je tiens pour exactes, dans les grandes lignes que j'ai tracées, ces données relatives à la caractérisation des principaux groupes d'eaux minérales, données qui établissent une concordance indéniable entre leur constitution chimique saisissable et leurs appropriations thérapeutiques capitales.

Je sais que sur ces généralisations viennent se greffer bien des particularités, qui ne se prêtent pas toujours à nos explications ; s'il n'en était pas ainsi, la connaissance des eaux minérales présenterait une simplicité qu'il ne faut guère s'attendre à trouver dans les questions de thérapeutique, soit dogmatique, soit appliquée.

Comparaison des eaux minérales entre elles. — La comparaison joue un rôle capital dans les applications de la thérapeutique. Que l'on ait à prescrire un simple sirop, ou à formuler un traitement complexe pour une fièvre typhoïde, une dermatose ou une syphilis, on n'a pas seulement à chercher un médicament ou une médication qui convienne, mais celui ou celle qui convient le mieux, ce qui entraîne un travail, inconscient ou réfléchi, de comparaison.

Il en doit être de même pour la thérapeutique thermale. Il ne s'agit pas seulement de savoir si un traitement thermal particulier peut être adapté à un cas donné, mais quel est le traitement thermal le mieux approprié à celui-ci. Je me suis toujours appliqué, s'il m'est permis de faire allusion à mes propres efforts, à changer le point de vue d'où les eaux minérales avaient toujours été envisagées, et à le tirer de la considération de la station pour le tourner vers celle de l'indication.

L'Inde a produit de grands philosophes : mais on n'en a jamais compté parmi les fakirs qui s'absorbaient dans la contemplation de leur nombril. Cette hypnotisation pouvait leur inspirer des rêves exquis ou sublimes : mais c'étaient des rêves inutiles parce qu'ils n'avaient qu'un objectif exclusif et demeuraient étrangers au reste de l'univers. La contemplation exclusive d'une station thermale détermine une sorte d'hypnotisation qui y fait apercevoir toutes sortes d'applications *réelles*, mais ne produit qu'une science imparfaite en condamnant à la méconnaissance de tout ce qui l'environne.

La Société d'Hydrologie a été précisément fondée, non seulement pour fournir un théâtre aux études concernant les stations thermales considérées en elles-mêmes, mais pour permettre aux stations diverses de se rencontrer, de s'envisager mutuellement et de se faire à chacune sa part, comme, dans une société bien ordonnée, chaque individu doit avoir sa part à remplir. Ceux qui suivent ses travaux ont pu profiter de leur caractère d'universalité : mais ailleurs je pense qu'il y a encore beaucoup à faire pour ramener dans ce sens les études hydrologiques. Je crains que les médecins des Pyrénées ne s'inquiètent pas assez de ce qui se passe au Mont-Dore, et que les médecins du Mont-Dore ne se tiennent pas assez au courant de ce qui se fait aux Pyrénées.

Il y a trente-cinq ans, le traitement de la scrofule en France était dévolu aux eaux sulfurées, et particulièrement à celles des Pyrénées. Leur action si prononcée sur ses déterminations périphériques, muqueuses ou cutanées, et leur action si énergiquement reconstituante, en faisaient une médication très effective de la scrofule. En Allemagne, on connaissait déjà les propriétés des chlorurées sodiques au sujet de cet état diathésique, et c'est à Creuznach que nous allions quelquefois y recourir. Cependant, une initiative intelligente venait de créer, en quelque sorte, la station de Salins-du-Jura, et, en 1855, j'entretenais la Société d'Hydrologie du traitement par les eaux mères qu'on y avait institué et que j'avais été y étudier sur place. C'était alors une médication nouvelle pour la France. Depuis, on sait comment s'est développée la vraie spécialisation des chlorurées sodiques, soit de salines froides, soit thermales, concurremment avec le traitement marin, qui n'est autre chose qu'une médication chlorurée sodique, combinée, sous une de ses formes, avec des pratiques hydrothérapiques.

Je considère donc qu'aujourd'hui le traitement de la scrofule, envisagée dans son évolution et dans ses manifestations les plus intimes, appartient aux chlorurées, et que c'est là une des spécialisations les plus formelles et les mieux avérées de la médication thermale.

Il n'y a d'exception à cela, au point de vue des indications, que pour les déterminations périphériques de la scrofule, catarrhes et dermatoses, qui exigent le traitement sulfureux. Je n'y connais d'exceptions, au point de vue des applications, que près de certaines eaux sulfurées qui se présentent précisément dans des conditions tout exceptionnelles : Barèges et Challes.

Barèges se distingue par la fixité de sa polysulfuration, le défaut d'émanations sulfhydriquées et son inaptitude aux affections de l'appareil respiratoire, alors que les caractères les plus essentiels de la famille des sulfurées sont la rapide et excessive altérabilité, la production d'émanations sulfhydriquées et l'appropriation aux maladies respiratoires. C'est à cela, sans doute, que Barèges doit une appropriation exceptionnelle à la scrofule et surtout à ses déterminations osseuses et articulaires, dont je signalais le caractère dès 1857 et, plus tard, en 1871, appropriation se rapportant surtout aux scrofules avancées plutôt qu'à la scrofule en évolution, et que notre collègue Grimaux revendique avec une insistance si légitime.

Les eaux de Challes sont également des eaux de scrofules, mais sous une autre forme et pour d'autres raisons. Elles se distinguent également de l'ensemble des sulfurées par leur température froide, le chiffre moins considérable de leurs sources et de leur débit, mais surtout par l'existence tout exceptionnelle de $0^{gr},012$ d'iodure et de $0^{gr},003$ de bromure de sodium.

Laissons maintenant de côté ces conditions spéciales et revenons aux eaux sulfurées, telles qu'on doit les envisager. Je suppose un instant qu'un décret ou bien un phénomène géologique vînt à faire disparaître les stations chlorurées sodiques : on serait très heureux alors de retrouver les eaux sulfurées et près d'elles un traitement effectif de la scrofule. Leurs qualités ne sont pas amoindries par celles des chlorurées; mais elles leur sont notoirement inférieures.

Je pourrais multiplier ces exemples et vous montrer encore des notoriétés très légitimes, cédant la place à des appropriations très certaines. Je signalerai seulement les grands inconvénients des attributions banales, toutes sincères qu'elles puissent être, qui sont habituellement accordées aux stations thermales et sur la nécessité de les définir. Des bronchites, d'origine purement hygiénique, peuvent être indifféremment adressées à n'importe quelle eau minérale appropriée aux catarrhes pulmonaires. Mais, pour une bronchite entée sur telle ou telle constitution ou recouvrant tel ou tel état de l'appareil pulmonaire, le siège et le mode du traitement thermal prennent une importance capitale. Bien des myalgies ou des arthralgies rhumatismales peuvent être traitées indifféremment près de la plupart des eaux à haute thermalité. Mais les arthrites irritables et les arthrites empâtées exigent un traitement thermal opposé, et ce n'est pas impunément qu'on confondrait à leur sujet Aix, Néris ou Bourbonne.

Le doute ou la suspicion que beaucoup de médecins professent (au détriment de leurs malades) à l'endroit des eaux minérales, provient de l'ignorance où ils sont laissés du caractère précis de ces médications. Que fait-on pour les éclairer ou les convaincre?

Paris. — Imp. Gauthier-Villars et fils, 55, quai des Grands-Augustins.

Paris. — Imp. Gauthier-Villars et fils, 55, quai des Grands-Augustins.

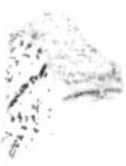